LEBEN MIT IKIGAI

Harmonie, Glück
und
der Sinn des Lebens

JOSEPH KASA-VUBU

INHALTSVERZEICHNIS

EINFÜHRUNG DIE SUCHE NACH IKIGAI 5

KAPITEL 1: IKIGAI VERSTEHEN 9

    1.1 Ursprünge und Philosophie 9

    1.2 Ikigai im modernen Leben 12

KAPITEL 2: SEIN IKIGAI ENTDECKEN 15

    2.1 Identifizieren Sie Ihre Leidenschaften 15

    2.2 Finden Sie Ihre Mission 18

    2.3 Erkennen Sie Ihre Berufung 21

    2.4 Definieren Sie Ihren Beruf 24

KAPITEL 3: DIE VIER SÄULEN DES IKIGAI . . 29

    3.1 Was Sie Lieben 29

    3.2 Wofür Sie Talentiert Sind 33

    3.3 Wofür Sie Bezahlt Werden Können . 36

    3.4 Was Die Welt Braucht 40

KAPITEL 4: SEIN IKIGAI IM ALLTAG LEBEN . 45

    4.1 Routinen erstellen, die mit seinem Ikigai übereinstimmen 45

    4.2 Zu überwindende Hindernisse . . . 49

    4.3 Das Gleichgewicht Zwischen Leidenschaft und Vernunft 52

KAPITEL 5: IKIGAI UND WOHLBEFINDEN . . 57

    5.1 Körperliche Gesundheit und Ikigai . 57

    5.2 Mentale Gesundheit und Ikigai . . . 61

    5.3 Beziehungen und Gemeinschaft . . 64

KAPITEL 6: INSPIRIERENDE BEISPIELE FÜR IKIGAI 69

    6.1 Erlebte Geschichten 69

    6.2 Gezogene Lektionen. 72

SCHLUSSFOLGERUNG: Sein Ikigai Zum Leuchten Bringen 77

ANHÄNGE: Ressourcen Pur Vertiefung Seines Ikigai 81

DANKSAGUNGEN. 99

EINFÜHRUNG
DIE SUCHE NACH IKIGAI

Willkommen zum ersten Schritt einer transformativen Reise zur Entdeckung Ihres Ikigai, der einzigartigen Essenz, die jedem Moment Ihres Daseins eine tiefe Bedeutung verleiht. Ikigai, ein altes japanisches Konzept, wird im Französischen oft mit "Daseinsberechtigung" übersetzt. In dieser sich ständig verändernden Welt, in der das tägliche Leben manchmal sinnlos erscheint, wird die Suche nach dem eigenen Ikigai zu einer lebenswichtigen Suche nach Gleichgewicht, Glück und Harmonie.

In diesem Kapitel erforschen wir die Ursprünge und die Philosophie des Ikigai, eines Konzepts, das universell und über kulturelle Grenzen hinweg gilt. Es ist nicht nur ein Ziel oder ein

Bestimmungsort, sondern eine fortlaufende Reise der Selbstentdeckung, der Leidenschaft, der Mission, der Berufung und des Berufs, der das Leben auf der ganzen Welt erhellt, auch das Ihre.

Die Suche nach Ihrem Ikigai ist eine Einladung, tiefer in sich zu gehen, darüber nachzudenken, was Ihnen wirklich Freude bereitet, Ihre einzigartigen Talente zu erkennen und zu überlegen, wie Sie diese Gaben einsetzen können, um die Bedürfnisse der Welt zu erfüllen. Es ist eine Reise, die nicht nur persönliche Befriedigung verspricht, sondern auch einen bedeutenden Beitrag zu unserer Gesellschaft, der sowohl Ihr Leben als auch das Leben der Menschen um Sie herum bereichert.

Begeben wir uns gemeinsam auf diese lohnende Suche nach unserem Ikigai und leben wir ein Leben voller Harmonie, Glück und Sinn.

"Fortschritt ist ohne Veränderung unmöglich, und wer seine Meinung nicht ändern kann, kann auch nichts ändern"

George Bernard Shaw

KAPITEL 1

IKIGAI VERSTEHEN

∽|∾ ∽|∾ ∽|∾

Wir werden in die Geschichte und die Ursprünge des Ikigai eintauchen und untersuchen, wie sich dieses Konzept innerhalb der japanischen Kultur entwickelt hat und was es für die Menschen heute bedeutet.

1.1 Ursprünge und Philosophie

Das Ikigai-Konzept hat seine Wurzeln in den japanischen Traditionen, einer Lebensphilosophie, die den Einzelnen dazu anleitet, seinen Sinn und Zweck zu entdecken. Dieses Konzept, das gleichzeitig einfach und zutiefst komplex ist, ist in der Geschichte und Kultur Japans verankert, einem Land, in dem die Suche nach Sinn und Gleichgewicht eine zentrale Rolle spielt.

Ursprünge

Ikigai ist ein Begriff, der zwei japanische Wörter kombiniert: "iki", was "Leben" bedeutet, und "gai", das den Wert oder das, was sich lohnt, bezeichnet. Zusammen bilden sie ein Konzept, das dazu anregt, nach dem zu suchen, was unserem Dasein wirklich Wert verleiht. Historisch gesehen ist diese Suche nach dem Ikigai eng mit der Langlebigkeit und dem Wohlbefinden verbunden, die in einigen Regionen Japans zu beobachten sind, insbesondere auf Okinawa, das für die große Zahl gesunder Hundertjähriger bekannt ist.

Philosophie

Im Zentrum des Ikigai steht die Idee, dass jeder Mensch einen einzigartigen Daseinsgrund, eine Leidenschaft oder ein Ziel hat, das seinem Leben einen Sinn verleiht. Im Gegensatz zu westlichen Ansätzen der Glückssuche, die sich auf das

Erreichen äußerer Ziele oder materieller Erfolge konzentrieren, konzentriert sich Ikigai auf die innere Erfüllung und Zufriedenheit, die sich aus der Ausrichtung unseres Handelns an unseren tiefsten Werten ergeben.

Die Ikigai-Philosophie ermutigt uns, unser Leben als ein empfindliches Gleichgewicht zwischen vier Hauptdimensionen zu betrachten: was wir lieben, worin wir gut sind, wofür wir bezahlt werden können und was die Welt braucht. An der Schnittstelle dieser vier Bereiche befindet sich das Ikigai, das einen Kompass bietet, um durch die Herausforderungen des Lebens zu navigieren und dabei Freude und Zufriedenheit in unserem Beitrag zur Welt zu finden.

En somme, l'Ikigai n'est pas seulement une quête personnelle; c'est une invitation à réfléchir profondément sur notre place dans le monde, à réaligner notre vie quotidienne avec nos valeurs les plus chères et à contribuer de manière significative à la société. En découvrant et en vivant selon notre Ikigai, nous tissons une existence riche de sens, d'harmonie et de bonheur.

1.2 Ikigai im modernen Leben

In der Hektik des modernen Lebens, das von Schnelligkeit, ständiger Konnektivität und oft einem unaufhörlichen Streben nach materiellem Erfolg geprägt ist, taucht das Konzept des Ikigai wie ein Leuchtfeuer der Weisheit auf und bietet eine erfrischende Perspektive darauf, was es bedeutet, ein erfülltes und sinnvolles Leben zu führen.

Ein Kontrast zum modernen Rhythmus

In einer Zeit, in der Produktivität und äußere Leistungen hoch geschätzt werden, erinnert das Ikigai daran, wie wichtig es ist, nach innen zu blicken und Zufriedenheit darin zu suchen, unsere Handlungen mit unseren tiefsten Leidenschaften und Werten in Einklang zu bringen. Dieser Ansatz steht in scharfem Kontrast zu der modernen Tendenz, Erfolg in Form von Besitz, Titeln oder sozialem Status zu messen.

Ikigai als Antwort auf zeitgenössische Ungleichgewichte

Die heutige Gesellschaft sieht sich mit einem steigenden Maß an Stress, Angstzuständen und lebensstilbedingten Krankheiten konfrontiert. In diesem Zusammenhang bietet Ikigai einen alternativen Weg und betont, wie wichtig es ist, ein Gleichgewicht zwischen Arbeit, Leidenschaften, Beziehungen und persönlichem Wohlbefinden zu finden. Indem Ikigai den Einzelnen darauf ausrichtet, seine Daseinsberechtigung zu entdecken und zu verfolgen, wirkt es als Gegenmittel gegen Sinnverlust und Erschöpfung.

Praktische Anwendung im modernen Leben

Die Integration von Ikigai in das tägliche Leben kann sich in einer aufgeklärteren Berufswahl niederschlagen, bei der Leidenschaft und Sinn wichtiger sind als Bezahlung oder Prestige. Sie kann auch einen ausgewogeneren Lebensstil fördern, in dem Hobbys, persönliche Interessen und Ruhezeiten genauso geschätzt werden wie Arbeit und Verantwortung.

Ikigai und die Technologie

Seltsamerweise findet das Ikigai selbst in einer Welt, die zunehmend von der Technologie beherrscht wird, seinen Platz. Online-Plattformen und soziale Netzwerke können als Mittel dienen, um seine Leidenschaften zu erforschen, sich mit gleichgesinnten Gemeinschaften zu verbinden und sogar seine Interessen in lebensfähige Unternehmen umzuwandeln, die auf sein Ikigai ausgerichtet sind.

Zusammenfassend lässt sich sagen, dass Ikigai im modernen Leben als starke Erinnerung daran dient, dass Glück und Zufriedenheit nicht nur aus dem resultieren, was wir im Außen erreichen, sondern auch aus dem Reichtum unseres Innenlebens und unserer Ausrichtung auf das, was uns wirklich am Herzen liegt. Wenn wir uns die Prinzipien des Ikigai zu eigen machen, können wir die Herausforderungen des modernen Lebens mit Anmut meistern und in einer sich ständig verändernden Welt Freude und Sinn finden.

KAPITEL 2

SEIN IKIGAI ENTDECKEN

ᑊᗷᑊᗷ ᑊᗷᑊᗷ ᑊᗷᑊᗷ

2.1 Identifizieren Sie Ihre Leidenschaften

"Leidenschaft ist Energie. Spüren Sie die Energie, die entsteht, wenn Sie sich auf das konzentrieren, was Sie begeistert."

Oprah Winfrey.

Die Entdeckung Ihrer Leidenschaften ist der erste wesentliche Schritt zur Enthüllung Ihres Ikigai, dieser Quelle der Freude und Motivation, die jeden Aspekt Ihres Daseins färbt. Dieser Abschnitt führt Sie durch einen introspektiven Prozess, um diese Leidenschaften, die im Herzen Ihres Wesens schlagen, zu identifizieren.

Erkennen Sie sich selbst

Beginnen Sie mit einer inneren Reise, um die Aktivitäten zu erkennen, die Sie zutiefst glücklich und energetisiert machen. Denken Sie an die Momente, in denen Sie die Zeit vergessen, wenn Sie so sehr in eine Tätigkeit vertieft sind, dass Stunden wie Minuten erscheinen. Diese Momente des Flusses, in denen Sie voll engagiert und zufrieden sind, sind wertvolle Hinweise auf Ihre wahren Leidenschaften.

Erkundung und Neugier

Neugier ist Ihr Kompass bei der Erkundung neuer Wege. Zögern Sie nicht, neue Aktivitäten auszuprobieren, neue Fähigkeiten zu erlernen oder in neue Wissensgebiete einzutauchen. Oft entdecken wir außerhalb unserer Komfortzone verborgene oder unerwartete Leidenschaften.

Hören Sie auf Ihre Intuition

Ihre Intuition ist ein mächtiger Führer auf der Suche nach Ihren Leidenschaften. Achten Sie auf Sehnsüchte und Wünsche, die spontan in Ihrem Geist auftauchen. Diese intuitiven Impulse können Sie in Bereiche tiefen und authentischen Interesses führen.

Tagebuch der Leidenschaften

Führen Sie ein Tagebuch über Ihre Erfahrungen und notieren Sie, welche Aktivitäten Ihnen Freude bereiten, welche Ihre Kreativität anregen und welche Ihnen ein Gefühl der Zufriedenheit vermitteln. Im Laufe der Zeit werden sich wiederkehrende Themen herauskristallisieren, die den Umriss Ihrer Leidenschaften zeichnen.

Die Verbindung zu anderen

Teilen Sie Ihre Entdeckungen und Interessen mit anderen. Gespräche mit Freunden, Mentoren oder Gemeindemitgliedern können Ihnen neue

Perspektiven eröffnen und Leidenschaften offenbaren, an die Sie bisher nicht gedacht haben.

Ihre Leidenschaften zu identifizieren ist ein dynamischer und sich entwickelnder Prozess. Was Ihnen heute gefällt, kann sich im Laufe der Zeit ändern, und das ist völlig normal. Wichtig ist, dass Sie offen, neugierig und aufmerksam für das bleiben, was Ihr Herz zum Schwingen bringt. Wenn Sie diese Schritte befolgen, legen Sie den Grundstein für den Aufbau eines Lebens, das mit Ihrem Ikigai in Einklang steht.

2.2 Finden Sie Ihre Mission

"Außergewöhnliche Menschen haben eines gemeinsam: ein absolutes Sendungsbewusstsein."
Zig Ziglar

Die Suche nach Ihrer persönlichen Mission ist eine tiefe Reise zum Verständnis dessen, was Sie wirklich antreibt und wie Sie die Welt beeinflussen möchten. Es ist die zweite Säule auf der Suche nach Ihrem Ikigai, ein Schritt, bei dem Sie Ihre Leidenschaften mit einem Sinn für das Ziel in Einklang bringen, der über das Individuelle hinausgeht. Im Folgenden erfahren Sie, wie Sie diese bedeutungsvolle Suche angehen können:

Definieren Sie Ihre Werte.

Beginnen Sie damit, die Werte zu identifizieren, die für Sie grundlegend sind. Diese sind es, die Ihr Handeln und Ihre Entscheidungen leiten. Überlegen Sie, welche Prinzipien Ihnen wichtig sind und Sie zu Ihrem Handeln motivieren. Ihre Werte werden als solides Fundament dienen, um Ihre Mission zu definieren.

Auf den inneren Ruf hören

Stellen Sie sich die Frage, was Sie in der Welt wirklich beschäftigt. Welche Probleme oder Ungerechtigkeiten möchten Sie ansprechen? Ihre Mission kann in der Beantwortung dieser Fragen liegen, denn sie ist oft mit dem tiefen Wunsch verbunden, zu etwas Größerem als sich selbst beizutragen.

Visualisierung der Wirkung desire

Stellen Sie sich die Art von Wirkung vor, die Sie erzielen möchten. Wie soll sich die Welt durch Ihren Beitrag verändern? Die Visualisierung dieses Impacts kann Ihnen dabei helfen, Ihre Mission zu präzisieren und die Bereiche zu identifizieren, in denen Sie maßgeblich wirken können.

Erforschung der Konvergenz

Überlegen Sie, wie Ihre Leidenschaften mit den Bedürfnissen der Welt zusammenkommen können. Ihre Mission liegt an der Schnittstelle zwischen dem, was Sie gerne tun, und dem, was benötigt wird. Hier finden Sie einen sinnvollen und erfüllenden Weg.

Engagement im Dialog

Diskutieren Sie mit Personen, die Ihre Interessen teilen oder bereits in den Bereichen arbeiten, die Sie begeistern. Dieser Austausch kann Ihnen wertvolle Einsichten bieten und Sie bei der Formulierung Ihrer Mission inspirieren.

Die eigene Mission zu finden ist ein Prozess, der Zeit und Reflexion erfordert. Es ist eine innere Suche, die Sie dazu bringt, zu definieren, wie Sie Ihre Gaben und Leidenschaften einsetzen können, um auf die Rufe der Welt zu reagieren. Indem Sie Ihre Mission klären, verleihen Sie Ihrem Ikigai einen tieferen Sinn und schmieden so ein Leben der Zufriedenheit und des sinnvollen Beitrags.

2.3 Erkennen Sie Ihre Berufung

"Deine Berufung im Leben ist dort, wo deine größte Freude auf die Bedürfnisse der Welt trifft." Aristoteles

Seine Berufung zu erkennen bedeutet, die Kreuzung zwischen dem, was man liebt (Leidenschaft), dem, wofür man begabt ist (Talent), und dem, was auch anderen dienen kann (Mission), zu identifizieren. Dies ist ein entscheidender Schritt auf der Suche nach dem Ikigai, bei dem Sie herausfinden, wie Ihre persönlichen Interessen und Fähigkeiten einen bedeutenden Beitrag für die Welt leisten können. Hier erfahren Sie, wie Sie durch diese Erkundung navigieren können:

Auf den inneren Ruf hören

Ihre Berufung meldet sich oft durch eine kleine innere Stimme, die Sie zu Aktivitäten oder Anliegen führt, die mit Ihrem Wesen in Resonanz stehen. Nehmen Sie sich die Zeit, zu meditieren, sich in die Stille zurückzuziehen, um dieser Stimme und dem, was sie Ihnen sagen will, zuzuhören.

Analyse von Flow-Momenten

Denken Sie an die Momente, in denen Sie völlig in eine Tätigkeit vertieft sind, sodass Sie die Zeit vergessen. Diese Momente, in denen Ihre Fähigkeiten perfekt auf die Herausforderungen abgestimmt sind, können Hinweise auf Ihre Berufung offenbaren.

Konfrontation von Talenten und Leidenschaften

Erstellen Sie eine Liste mit Ihren Talenten

und Leidenschaften. Suchen Sie dann nach Gemeinsamkeiten. Ihre Berufung kann sich an der Schnittstelle zwischen dem, was Sie gerne tun, und dem, worin Sie von Natur aus gut sind, befinden.

Erforschen Sie die Bedürfnisse der Welt

Schauen Sie sich um und identifizieren Sie unerfüllte Bedürfnisse in Ihrer Gemeinde oder in der Welt im Allgemeinen. Überlegen Sie, wie Ihre Leidenschaften und Talente diese Bedürfnisse befriedigen könnten. Ihre Berufung liegt dort, wo Sie einen einzigartigen Beitrag leisten können.

Risikobereitschaft und Experimentieren

Scheuen Sie sich nicht, Ihre Komfortzone zu verlassen und neue Möglichkeiten zu erkunden. Um Ihre Berufung zu erkennen, kann es erforderlich sein, verschiedene Wege auszuprobieren und das Scheitern als Teil des Lern- und Entdeckungsprozesses zu akzeptieren.

Suchen Sie nach Mentoring und Beratung

Finden Sie Mentoren oder Menschen, die ihre Berufung bereits leben. Ihr Werdegang und ihre Ratschläge können Sie inspirieren und Ihnen helfen, Ihren eigenen Weg zu klären.

Das Erkennen der eigenen Berufung ist eine intime und persönliche Reise, die Geduld und Ausdauer erfordert. Es ist ein Prozess der Ausrichtung Ihres inneren Wesens mit Ihren äußeren Handlungen, der zu einem Leben der Erfüllung und des tieferen Sinns führt. Indem Sie diesen Schritten folgen, kommen Sie der Entdeckung Ihrer wahren Berufung näher, die ein wesentlicher Pfeiler Ihres Ikigai ist.

2.4 Definieren Sie Ihren Beruf

"Das Wesentliche ist nicht zu leben, sondern gut zu leben." Platon

Seinen Beruf im Kontext des Ikigai zu definieren bedeutet, einen beruflichen Weg zu finden, der nicht nur Sie begeistert und Ihre Talente nutzt, sondern auch den Bedürfnissen der Welt entspricht und Ihnen ein angenehmes Leben ermöglicht. Diese Überschneidung schafft eine Karriere, die nicht nur bereichernd ist, sondern auch zutiefst mit Ihrem Lebenszweck in Einklang steht. Hier erfahren Sie, wie Sie diese wichtige Suche angehen können:

Bewerten Sie Ihre Fähigkeiten und Interessen.

Beginnen Sie mit einer Bestandsaufnahme Ihrer Fähigkeiten und Interessen. Welche Fähigkeiten haben Sie im Laufe der Zeit entwickelt, die Sie faszinieren? Die Idee ist, einen Bereich zu finden, in dem sich Ihre Fähigkeiten und Leidenschaften treffen.

Analyse des Marktes

Es ist wichtig, die wirtschaftliche Tragfähigkeit Ihres idealen Berufs zu betrachten. Suchen Sie nach Wachstumsbereichen und Nischen, in denen Ihre Fähigkeiten und Leidenschaften eine Nachfrage befriedigen können. Dies beinhaltet oft einen Prozess der Recherche und Analyse von Markttrends.

Entwickeln Sie ein einzigartiges Wertversprechen.

Überlegen Sie, was Sie in Ihrem Interessengebiet von anderen unterscheidet. Was ist Ihr einzigartiges Wertversprechen? Wie können Sie etwas Anderes und Wertvolles einbringen? Das könnte eine bestimmte Kombination von Fähigkeiten sein, ein neuer Ansatz für ein Problem oder eine Leidenschaft, die Sie zu Höchstleistungen antreibt.

Experimentieren und ständiges Lernen

Der Weg zur Definition Ihres Berufs kann Versuch und Irrtum erfordern. Seien Sie offen für Experimente, das Erlernen neuer Fähigkeiten und die Anpassung Ihres beruflichen Werdegangs an sich ändernde Interessen und Marktbedürfnisse.

Netzwerke und Mentoring

Knüpfen Sie Verbindungen zu Fachleuten aus dem Bereich, der Sie interessiert. Networking kann Türen öffnen und wertvolle Einblicke in Ihren

Karriereweg bieten. Finden Sie außerdem einen Mentor, der Sie auf Ihrem Weg leiten, inspirieren und unterstützen kann.

Ausrichtung und Integration

Überlegen Sie schließlich, wie Sie Ihren Beruf in ein ausgewogenes Leben integrieren können, das auf Ihr Ikigai ausgerichtet ist. Dies kann Kompromisse und Anpassungen beinhalten, um sicherzustellen, dass Ihre Arbeit Ihre anderen Lebenswerte unterstützt und zu Ihrem allgemeinen Wohlbefinden beiträgt.

Seinen Beruf im Rahmen von Ikigai zu definieren ist nicht einfach nur eine Frage der Berufswahl; es ist ein Prozess der Schaffung einer Karriere, die einkapselt, wer Sie sind, was Sie lieben und wie Sie einen sinnvollen Beitrag leisten können, während Sie ein erfülltes und befriedigendes Leben führen.

IKIGAI

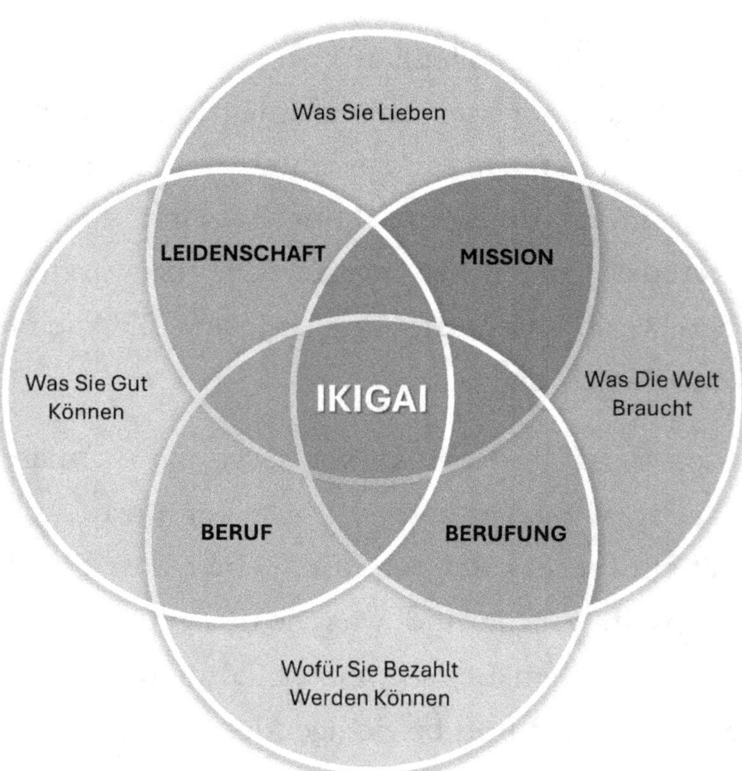

Was Sie Lieben
LEIDENSCHAFT
MISSION
Was Sie Gut Können
IKIGAI
Was Die Welt Braucht
BERUF
BERUFUNG
Wofür Sie Bezahlt Werden Können

KAPITEL 3
DIE VIER SÄULEN DES IKIGAI

3.1 Was Sie Lieben

Diese Säule des Ikigai, "Was Sie lieben", lädt Sie dazu ein, Ihre Leidenschaften und das, was Ihnen im Leben Freude und Zufriedenheit bereitet, tief zu erforschen. Sie ist der Eckpfeiler Ihres Ikigai, da sie den Kern Ihrer persönlichen Wünsche und Freuden berührt. Um sich voll und ganz auf diese Erkundung einzulassen, ist es entscheidend, einen introspektiven und neugierigen Ansatz zu verfolgen. Hier sind einige Möglichkeiten, die Ihnen helfen, das, was Sie lieben, zu identifizieren und voll zu umarmen:

Hören Sie auf Ihr Herz

Nehmen Sie sich die Zeit, sich mit sich selbst zu verbinden und darauf zu hören, was Ihr Herz wirklich begehrt. Bei welchen Aktivitäten fühlen Sie sich lebendig und wach? Manchmal mögen diese Leidenschaften offensichtlich sein, aber oft brauchen sie einen Moment der Ruhe und des Nachdenkens, um voll erkannt zu werden.

Lassen Sie die Freuden Ihrer Kindheit wieder aufleben

Ihre Kindheit ist eine Goldgrube für Hinweise auf Ihre wahren Leidenschaften. Die Aktivitäten, denen Sie frei nachgingen, bevor die Verantwortung überhand nahm, können tief verwurzelte Leidenschaften offenbaren. Was hat Sie stundenlang gefesselt? Gibt es Interessen, die Sie beiseite gelegt haben, die aber immer noch nach Ihnen rufen?

Experimentieren Sie ohne Angst

Die Erkundung neuer Aktivitäten ist entscheidend, um herauszufinden, was Ihnen wirklich Spaß macht. Verlassen Sie Ihre Komfortzone und geben Sie sich die Erlaubnis, neue Dinge auszuprobieren, auch wenn sie Ihnen anfangs fremd oder einschüchternd erscheinen. Jede neue Erfahrung ist eine Gelegenheit, Neues zu entdecken.

Sortieren Sie Ihre Freuden aus

Es ist wichtig, zwischen vorübergehenden Vergnügungen und dauerhaften Leidenschaften zu unterscheiden. Stellen Sie sich die Frage, ob eine Aktivität Ihnen eine tiefe Befriedigung verschafft oder ob sie nur eine vorübergehende Flucht aus dem Alltag ist. Ihre wahren Leidenschaften sind diejenigen, die Sie langfristig von innen heraus nähren.

Dokumentieren Sie Ihre Reise

Das Führen eines Tagebuchs über Ihre Erfahrungen und Gedanken kann ein mächtiges Werkzeug auf der Suche nach dem sein, was Sie lieben. Schreiben Sie auf, wie Sie sich bei verschiedenen Aktivitäten fühlen, wann Sie sich am glücklichsten fühlen und welche Entdeckungen Sie über sich selbst machen.

Teilen Sie Ihre Entdeckungen mit anderen.

Wenn Sie mit Freunden, Familienmitgliedern oder Mentoren über Ihre Leidenschaften sprechen, kann Ihnen das nicht nur eine Außenperspektive verschaffen, sondern auch Ihr Engagement für das, was Sie lieben, verstärken. Das Teilen kann vorübergehende Begeisterung in eine dauerhafte Leidenschaft verwandeln.

Indem Sie sich auf das konzentrieren, was Sie lieben, legen Sie den Grundstein für ein Leben, das sich an Ihrem Ikigai ausrichtet. Dieser Schritt führt Sie zu einer reicheren Existenz, in der jeder Tag von Aktivitäten genährt wird, die mit Ihrem wahren Wesen in Resonanz stehen.

3.2 Wofür Sie Talentiert Sind

Die zweite Säule des Ikigai, "Wofür Sie gut sind", fordert uns auf, unsere natürlichen Talente und die Fähigkeiten, die wir im Laufe der Zeit verfeinert haben, zu erforschen. Diese Fähigkeiten zu erkennen und wertzuschätzen ist entscheidend, um ein Gleichgewicht und einen tieferen Sinn in unserem Leben zu finden. Hier sind einige Möglichkeiten, wie Sie Ihre Talente erkennen und umarmen können:

Selbsteinschätzung und Reflexion

Beginnen Sie mit einer Selbstbeobachtung, um Ihre Stärken zu identifizieren. Welche Aufgaben fallen Ihnen leicht, während andere sie vielleicht als schwierig empfinden? Oft sind unsere natürlichen Talente so sehr in unser Wesen integriert, dass wir sie nicht als besondere Fähigkeiten erkennen.

Holen Sie sich externes Feedback ein

Manchmal ist es schwierig, zu erkennen, worin wir uns auszeichnen. Fragen Sie Freunde, Familie oder Kollegen, was sie für Ihre Stärken halten. Ihre Perspektiven können Talente offenbaren, die Sie bisher nicht bedacht oder voll gewürdigt haben.

Erforschen Sie Ihre vergangenen Erfolge

Lassen Sie Ihre vergangenen Erfolge Revue passieren, sei es im Beruf, im Studium oder in persönlichen Projekten. Welche Talente und Fähigkeiten haben zu diesen Erfolgen beigetragen? Diese Erfolgsmomente können wertvolle Hinweise auf Ihre wahren Talente bieten.

Experimentieren Sie in Verschiedenen Bereichen.

Experimentieren ist der Schlüssel zur Entdeckung und Verfeinerung Ihrer Fähigkeiten. Engagieren Sie sich in verschiedenen Aktivitäten und Projekten, um herauszufinden, wo Ihre Talente am meisten glänzen. Dieser Ansatz kann auch verborgene oder unterentwickelte Fähigkeiten aufdecken.

Ausbildung und Weiterbildung

Investieren Sie in das Lernen und die Weiterentwicklung Ihrer Fähigkeiten. Ob durch formale Kurse, Workshops oder Selbststudium - Weiterbildung ist entscheidend, um Ihre Talente zu entwickeln und in Ihrem Interessengebiet wettbewerbsfähig zu bleiben.

Feiern Sie Ihre Erfolge

Ihre Erfolge anzuerkennen und zu feiern ist wichtig, um das Selbstwertgefühl und das Vertrauen in Ihre Fähigkeiten zu stärken. Jeder Erfolg, ob groß oder klein, ist ein Beweis für Ihre Talente und ein weiterer Baustein beim Aufbau Ihres Ikigai.

Integration in Ihr Leben

Überlegen Sie, wie Sie Ihre Talente aktiv in Ihr tägliches, berufliches und persönliches Leben integrieren können. In einem Bereich zu arbeiten, der Ihre natürlichen Fähigkeiten wertschätzt, kann Ihre Zufriedenheit und Ihr Engagement steigern und so Ihr Berufsleben mit Ihrem Ikigai in Einklang bringen.

Zu erkennen, "Wofür Sie begabt sind", erfordert eine kontinuierliche Erkundung und Offenheit für das Lernen über sich selbst. Indem Sie Ihre Talente erkennen und wertschätzen, bauen Sie sich ein Leben auf, das nicht nur Ihre einzigartigen Fähigkeiten widerspiegelt, sondern Sie auch in die Lage versetzt, einen bedeutenden Beitrag zur Welt um Sie herum zu leisten.

3.3 Wofür Sie Bezahlt Werden Können

Die dritte Säule des Ikigai, "Wofür Sie bezahlt werden können", konzentriert sich darauf, Ihre Leidenschaften und Talente mit den wirtschaftlichen Möglichkeiten in Einklang zu bringen. Dieser Aspekt ist entscheidend, um sicherzustellen, dass Sie ein bequemes Leben führen und gleichzeitig das tun können, was Sie lieben. Hier sind einige Schritte, um durch diese Suche nach einem Gleichgewicht zwischen Leidenschaft und Bezahlung zu navigieren:

Identifizierung von Marktchancen

Analysieren Sie den Markt, um herauszufinden, wo Ihre Fähigkeiten und Leidenschaften auf eine Nachfrage treffen. In welchen spezifischen Branchen oder Nischen können Sie Ihre Talente lukrativ einsetzen? Das Verständnis von Markttrends und ungedeckten Bedürfnissen ist entscheidend.

Valorisierung Ihrer Kompetenzen

Entwickeln Sie ein einzigartiges Wertversprechen, das hervorhebt, wie Ihre spezifischen Fähigkeiten Probleme lösen oder die Bedürfnisse anderer erfüllen können. Das kann bedeuten, dass Sie Ihre Fähigkeiten verfeinern oder neu ausrichten, um besser auf die Marktnachfrage reagieren zu können.

Aufbau eines beruflichen Netzwerks

Bauen Sie ein starkes berufliches Netzwerk auf und pflegen Sie es. Verbindungen mit Personen in Ihrem Interessengebiet können Türen zu einträglichen

Möglichkeiten öffnen. Networking kann auch wertvolle Einblicke in Marktentwicklungen und neu entstehende Nischen bieten.

Flexibilität und Anpassungsfähigkeit

Seien Sie bereit, sich anzupassen und mit dem Markt zu wachsen. Die Anforderungen ändern sich, und die Fähigkeit, Ihre Fähigkeiten und Dienstleistungen anzupassen, kann Ihren Erfolg bei der Suche nach einem einträglichen Beruf bestimmen, der auch mit Ihrem Ikigai übereinstimmt.

Erkunden Sie das Unternehmertum.

Ziehen Sie die Möglichkeit in Betracht, Ihr eigenes Unternehmen zu gründen oder als Freiberufler zu arbeiten, als eine Möglichkeit, Ihre Leidenschaften und Talente direkt zu monetarisieren. Unternehmertum kann Flexibilität und Befriedigung bei der Verfolgung Ihres Ikigai bieten und gleichzeitig einen Marktbedarf befriedigen.

Finanzielle Bildung

Investieren Sie in Ihre Finanzbildung, um besser zu verstehen, wie Sie sich in der Wirtschaft bewegen und Ihr Einkommen maximieren können. Das Wissen über persönliche Finanzprinzipien und Anlagestrategien kann Ihre Fähigkeit, aus Ihren Leidenschaften Nutzen zu ziehen, erhöhen.

Ausgewogenheit und Zufriedenheit

Zufriedenheit mit dem zu finden, wofür Sie bezahlt werden, ist genauso wichtig wie die Bezahlung selbst. Suchen Sie nach Möglichkeiten, die Ihnen nicht nur ein stabiles Einkommen bieten, sondern Ihnen auch das Gefühl geben, etwas geleistet zu haben und mit Ihrer Arbeit glücklich zu sein.

Die Auseinandersetzung mit "Wofür Sie bezahlt werden können" erfordert eine durchdachte Strategie und einen proaktiven Ansatz. Indem Sie Ihre Leidenschaften und Talente mit den Bedürfnissen des Marktes in Einklang bringen, schaffen Sie ein solides Fundament für eine lohnende und nachhaltige Karriere, die in Ihrem Ikigai verankert ist.

3.4 Was Die Welt Braucht

Die vierte und letzte Säule des Ikigai, "Was die Welt braucht", bringt uns dazu, darüber nachzudenken, wie unsere Leidenschaften, Talente und Fähigkeiten auf globale Herausforderungen reagieren und einen positiven Beitrag zur Gesellschaft leisten können. Dieser Aspekt des Ikigai unterstreicht die Bedeutung von Altruismus und menschlicher Verbindung bei unserer Suche nach Sinn. Hier sind einige Möglichkeiten, um zu erkunden, wie Ihre einzigartigen Beiträge die Bedürfnisse der Welt erfüllen können :

Bewertung der globalen Bedürfnisse

Beginnen Sie damit, sich über die großen aktuellen globalen Herausforderungen zu informieren: Klimawandel, Ungleichheit, Gesundheit, Bildung etc. Überlegen Sie, wie Ihre Interessen und Fähigkeiten mit diesen Herausforderungen in Einklang gebracht werden können, um sinnvolle Lösungen oder Verbesserungen zu bewirken.

Identifizieren Sie Ihre Wirkung.

Fragen Sie sich, wie Sie das, was Sie gerne tun und wofür Sie gut sind, für ein größeres Ziel einsetzen können. Manchmal kann die Wirkung auf lokaler oder kommunaler Ebene beginnen, bevor sie sich auf größere Ebenen ausdehnt. Jede einzelne Handlung zählt.

Beitrag zur Gemeinschaft

Engagieren Sie sich in Gemeinschaftsprojekten oder Freiwilligeninitiativen. Dadurch können Sie nicht nur Ihre Fähigkeiten in den Dienst anderer stellen, sondern auch ein konkreteres Verständnis für die Bedürfnisse Ihrer Gemeinschaft entwickeln und erfahren, wie Sie dazu beitragen können, diese zu erfüllen.

Innovation und Kreativität

Nutzen Sie Ihre Kreativität, um innovative Lösungen für bestehende Probleme zu entwickeln. Innovation ist nicht auf Produkte oder Technologien beschränkt; sie kann sich auch auf neue Ansätze zur Aufklärung, Sensibilisierung oder Unterstützung von Gemeinschaften beziehen.

Zusammenarbeit und Austausch von Wissen

Suchen Sie nach Möglichkeiten der Zusammenarbeit mit anderen, die Ihre Vision teilen, um Ihre Wirkung zu maximieren. Der Austausch von Wissen und Fähigkeiten kann Ihre Fähigkeit, auf die Bedürfnisse der Welt zu reagieren, vergrößern.

Nachhaltige Entwicklung und Ethik

Betrachten Sie die langfristigen Auswirkungen Ihres Handelns und versuchen Sie, einen nachhaltigen Beitrag zu leisten. Besonders wertvoll sind Bemühungen, die die ökologischen, sozialen und wirtschaftlichen Folgen berücksichtigen.

Reflexion über das Vermächtnis

Denken Sie über das Vermächtnis nach, das Sie hinterlassen möchten. Wie möchten Sie im Hinblick auf Ihren Beitrag zur Welt in Erinnerung bleiben? Diese Perspektive kann Sie zu Handlungen führen, die eine tiefgreifende und nachhaltige Wirkung haben.

Die Erforschung von "Was die Welt braucht" bereichert Ihren Ikigai-Weg um eine altruistische und globale Dimension. Indem Sie Ihre Handlungen an den Bedürfnissen der Welt ausrichten, finden Sie nicht nur persönlichen Sinn und Zufriedenheit, sondern tragen auch zur Schaffung einer besseren Zukunft für alle bei.

KAPITEL 4

SEIN IKIGAI IM ALLTAG LEBEN

ન|ન ન|ન ન|ન

4.1 Routinen erstellen, die mit seinem Ikigai übereinstimmen

Das Erstellen von Routinen, die mit Ihrem Ikigai in Einklang stehen, ist entscheidend, um Ihre Daseinsberechtigung auf praktische und tägliche Weise in Ihr Leben zu integrieren. Diese Routinen helfen Ihnen dabei, Ihre tiefen Sehnsüchte durch regelmäßige Handlungen zu verwirklichen und so Ihr Gefühl von Zufriedenheit und Erfüllung zu stärken. Hier erfahren Sie, wie Sie Routinen entwickeln können, die mit Ihrem

Ikigai in Resonanz stehen:

Morgenreflexion über das Ikigai

Beginnen Sie jeden Tag mit ein paar Minuten Reflexion über Ihr Ikigai. Welche für heute geplanten Aktivitäten verbinden sich mit Ihrem Lebenszweck? Diese Praxis hilft Ihnen, sich zu zentrieren und sich auf das zu konzentrieren, was wirklich wichtig ist.

Integration von Leidenschaften in den Alltag

Finden Sie Wege, Ihre Leidenschaften in Ihre tägliche Routine zu integrieren, und sei es auch nur in geringem Umfang. Das kann so einfach sein, wie über ein Thema zu lesen, das Sie fasziniert, ein Hobby auszuüben oder auf der Fahrt einen Podcast zu hören, der mit Ihren Interessen zu tun hat.

Planen Sie auf der Grundlage der Ikigai-Säulen.

Planen Sie Ihren Tagesablauf so, dass er Aktivitäten enthält, die die vier Säulen des Ikigai berühren: das, was Sie lieben, das, worin Sie gut sind, das, wofür

Sie bezahlt werden können, und das, was die Welt braucht. Dieser ausgewogene Ansatz stellt sicher, dass alle Facetten Ihres Ikigai genährt werden.

Momente der Dankbarkeit

Bauen Sie Momente der Dankbarkeit in Ihre Routine ein, um die Aspekte Ihres Lebens, die mit Ihrem Ikigai in Einklang stehen, zu erkennen und zu würdigen. Dankbarkeit stärkt die Verbindung zwischen Ihren täglichen Handlungen und Ihrem tiefsten Daseinsgrund.

Räume für Kreativität und Innovation

Reservieren Sie in Ihrem Tagesablauf Zeiten für Kreativität und Erkundungen. Ob es sich um ein persönliches oder berufliches Projekt oder eine neue Fähigkeit handelt, diese Momente sind entscheidend, um Ihr Wachstum und Ihr Ikigai zu nähren.

Praktiken für das Wohlbefinden

Integrieren Sie Wellness-Praktiken, die Ihre körperliche und geistige Gesundheit unterstützen und es Ihnen ermöglichen, Ihre Leidenschaften und Aufgaben mit Energie und Entschlossenheit zu verfolgen. Sport, Meditation oder entspannende Hobbys können alle zu einem umfassenden Wohlbefinden beitragen.

Reflexion und Anpassung

Beenden Sie Ihren Tag mit einer kurzen Reflexion über die Momente, die mit Ihrem Ikigai in Resonanz waren, und die, die weniger ausgerichtet waren. Diese Praxis hilft Ihnen, Ihre Routinen kontinuierlich anzupassen, damit sie Ihre Daseinsberechtigung besser widerspiegeln.

Das Erstellen und Aufrechterhalten von Routinen, die mit Ihrem Ikigai in Einklang stehen, erfordert Absichtlichkeit und Flexibilität. Indem Sie bewusst Praktiken, die Ihren Daseinsgrund nähren, in Ihren Alltag integrieren, schmieden Sie einen Weg zu einem erfüllteren und bedeutsameren Leben.

4.2 Zu überwindende Hindernisse

Auf der Suche nach Ihrem Ikigai zu navigieren, ist eine lohnende Reise, aber sie ist nicht ohne Herausforderungen. Hindernisse zu erkennen und zu überwinden ist entscheidend, um mit Ihrem Daseinszweck in Einklang zu bleiben. Hier sind die wichtigsten Hindernisse, auf die Sie stoßen könnten, zusammen mit Strategien, um sie zu überwinden:

Mangel an Klarheit

Um Ihr Ikigai zu finden, ist eine tiefe Selbstreflexion erforderlich, die durch einen Mangel an Klarheit darüber, was Sie wirklich wollen, behindert werden kann. Strategie: Engagieren Sie sich im Tagebuchschreiben, in der Meditation oder im Coaching, um Ihre Leidenschaften, Talente und Bestrebungen tiefer zu erforschen.

Angst vor dem Scheitern

Die Angst vor dem Scheitern kann Sie davon abhalten, die Risiken einzugehen, die notwendig sind, um Ihr Ikigai zu entdecken und zu verfolgen. Strategie: Definieren Sie das Scheitern neu als einen wesentlichen Teil des Lernprozesses. Jeder Misserfolg bringt Sie Ihrem Ikigai einen Schritt näher.

Widerstand gegen Veränderung

Die Bequemlichkeit der Routine und die Angst vor dem Unbekannten können Sie davon abhalten, neue Wege zu erkunden. Strategie: Beginnen Sie mit kleinen Veränderungen und steigern Sie sich allmählich, indem Sie sich an die langfristigen Vorteile erinnern, Ihr Leben mit Ihrem Ikigai in Einklang zu bringen.

Gesellschaftlicher und familiärer Druck

Die Erwartungen anderer können manchmal mit dem Streben nach Ihrem persönlichen Ikigai in Konflikt geraten. Strategie: Kommunizieren Sie Ihre Bestrebungen offen und suchen Sie die Unterstützung von Menschen, die Ihr Streben nach Ikigai verstehen und fördern.

Finanzielle Einschränkungen

Finanzielle Beschränkungen können Ihre Fähigkeit einschränken, Ihr Ikigai zu erforschen oder sich voll dafür einzusetzen. Strategie: Suchen Sie nach kreativen Möglichkeiten, Ihre Leidenschaften zu monetarisieren, oder ziehen Sie allmähliche Karriereveränderungen in Betracht, während Sie Ihre Finanzen vorsichtig verwalten.

Zweifel an sich selbst

Mangelndes Vertrauen in Ihre Talente und Ihren Wert kann Sie daran hindern, Ihr Ikigai zu verfolgen. Strategie: Feiern Sie Ihre kleinen Siege und umgeben Sie sich mit Menschen, die Sie unterstützen und an Sie glauben. Vertrauen wird mit der Zeit und durch Übung aufgebaut.

Mangel a Disziplin

Das Streben nach Ikigai erfordert ein ständiges Engagement und Disziplin, um ausgerichtete Praktiken in Ihre tägliche Routine zu integrieren.

Strategie: Setzen Sie sich klare Ziele, legen Sie strukturierte Routinen fest und nutzen Sie Erinnerungen oder Apps, um auf dem richtigen Weg zu bleiben.

Die Überwindung dieser Hindernisse erfordert Zeit, Geduld und die Bereitschaft zur Selbstreflexion. Jede überwundene Herausforderung bringt Sie nicht nur Ihrem Ikigai näher, sondern stärkt auch Ihre Resilienz und Ihre Fähigkeit, ein sinnvolles und erfülltes Leben zu führen.

4.3 Das Gleichgewicht Zwischen Leidenschaft und Vernunft

Ein Gleichgewicht zwischen Leidenschaft und Vernunft zu finden ist entscheidend, um sein Ikigai voll auszuleben und gleichzeitig Stabilität in allen Aspekten des Lebens zu bewahren. Dieses Gleichgewicht ermöglicht es Ihnen, das zu verfolgen, wofür Sie brennen, ohne die praktischen Notwendigkeiten und täglichen Verpflichtungen aus den Augen zu verlieren. Hier erfahren Sie, wie Sie dieses empfindliche Gleichgewicht navigieren können:

Prioritäten setzen

Stellen Sie klar fest, wo Ihre kurz- und langfristigen Prioritäten liegen. Was sind Ihre leidenschaftlichen Ziele und was sind Ihre rationalen Bedürfnisse? Eine klare Prioritätensetzung hilft Ihnen, Ihre Zeit und Ressourcen effizient zuzuteilen.

Strategische Planung

Nutzen Sie eine strategische Planung, um Ihre Leidenschaften in Ihr Leben zu integrieren, ohne Ihre Verpflichtungen und Verantwortlichkeiten zu gefährden. Das kann bedeuten, dass Sie spezifische Ziele festlegen, einen Zeitplan für Ihre leidenschaftlichen Aktivitäten erstellen und sicherstellen, dass diese Ziele realistisch und erreichbar sind.

Flexibilität und Anpassungsfähigkeit

Seien Sie darauf vorbereitet, Ihre Pläne an sich ändernde Umstände anzupassen. Das Gleichgewicht zwischen Leidenschaft und Vernunft erfordert oft, dass Sie Kompromisse eingehen und flexibel sind, wenn es darum geht, Ihre Ziele zu erreichen.

Investition in die Selbstbildung

Investieren Sie in kontinuierliches Lernen, um besser zu verstehen, wie Sie zwischen Ihren leidenschaftlichen Bestrebungen und den Anforderungen der praktischen Realität navigieren können. Dies kann finanzielle Bildung, das Erlernen von Fähigkeiten zum Zeitmanagement oder das Studium von Strategien zur Monetarisierung Ihrer Leidenschaften umfassen.

Aufbau eines finanziellen Sicherheitsnetzes

Arbeiten Sie daran, ein finanzielles Sicherheitsnetz aufzubauen, das es Ihnen ermöglicht, Ihre Leidenschaften mit weniger finanziellem Stress zu verfolgen. Das kann bedeuten, dass Sie Ersparnisse beiseite legen, Ihre Einkommensquellen diversifizieren oder unnötige Ausgaben minimieren.

Bewertung von Risiken und Gewinnen

Bevor Sie wichtige Entscheidungen auf der Grundlage Ihrer Leidenschaft treffen, sollten Sie sorgfältig die Risiken und Vorteile abwägen. Eine rationale Analyse kann Ihnen helfen, fundierte Entscheidungen zu treffen, die sowohl Ihren leidenschaftlichen Zielen als auch Ihren praktischen Bedürfnissen dienen.

Unterstützung und Beratung

Suchen Sie Unterstützung und Rat bei Mentoren, Beratern oder Verwandten, die Ihre Bestrebungen verstehen und ausgewogene Perspektiven bieten können, wie Sie diese Ziele erreichen und gleichzeitig in der Realität verankert bleiben können.

Das Gleichgewicht zwischen Leidenschaft und Vernunft zu navigieren ist ein dynamischer Prozess, der Aufmerksamkeit und ständige Anpassungen erfordert. Wenn Sie einen ausgewogenen Ansatz verfolgen, können Sie ein Leben führen, das sowohl Ihre tiefen Leidenschaften als auch Ihre rationalen

Bedürfnisse ehrt und zu dauerhafter Erfüllung
und Lebenszufriedenheit führt.

KAPITEL 5

IKIGAI UND WOHLBEFINDEN

5.1 Körperliche Gesundheit und Ikigai

Die körperliche Gesundheit spielt eine entscheidende Rolle bei der Verfolgung Ihres Ikigai. Eine gute Gesundheit ermöglicht es Ihnen, sich mit Energie und Ausdauer voll und ganz Ihren leidenschaftlichen Aktivitäten zu widmen, während ein beeinträchtigtes körperliches Wohlbefinden Ihre Fähigkeit einschränken kann, Ihren Lebenszweck zu erforschen und voll auszuleben. Im Folgenden erfahren Sie, wie Sie Ihre körperliche Gesundheit im Rahmen Ihres Ikigai-Strebens unterstützen können:

Bewusste Ernährung

Achten Sie auf eine ausgewogene Ernährung, die Ihren Körper nährt und Ihr Energieniveau den ganzen Tag über unterstützt. Bewusste Ernährungsentscheidungen, die auf ganzen, nährstoffreichen Lebensmitteln basieren, können Ihr körperliches und geistiges Wohlbefinden steigern und Sie in die Lage versetzen, Ihre Leidenschaften mit Elan zu verfolgen.

Regelmäßige körperliche Aktivität

Bauen Sie körperliche Bewegung in Ihre tägliche Routine ein, um Ihren Körper in Form und Ihren Geist wach zu halten. Ob Sport, Wandern, Yoga oder eine andere körperliche Aktivität, die Ihnen Spaß macht - regelmäßige Bewegung ist entscheidend für eine gute Gesundheit und ein langes Leben.

Ruhe und Erholung

Legen Sie gleichermaßen Wert auf Ruhe und Erholung. Guter Schlaf und Entspannungsphasen sind wichtig, um Ihre Batterien aufzuladen, Ihren Körper zu regenerieren und ein hohes Leistungsniveau bei Ihren Ikigai-bezogenen Aktivitäten aufrechtzuerhalten.

Umgang mit Stress

Entwickeln Sie wirksame Strategien zur Stressbewältigung, z. B. Meditation, Achtsamkeit oder kreative Hobbys. Chronischer Stress kann Ihrer körperlichen Gesundheit schaden und Ihre Fähigkeit, nach Ihrem Ikigai zu leben, beeinträchtigen.

Regelmäßige medizinische Betreuung

Vernachlässigen Sie nicht die Bedeutung regelmäßiger ärztlicher Untersuchungen und Gesundheitschecks. Eine medizinische Betreuung hilft Ihnen, Gesundheitsprobleme zu verhindern oder frühzeitig zu erkennen, und stellt so sicher, dass Sie fit bleiben, um Ihren Leidenschaften nachzugehen.

Verbindung mit der Natur

Verbringen Sie Zeit in der Natur, um Ihr körperliches und geistiges Wohlbefinden zu steigern. Der Aufenthalt an der frischen Luft, in der Sonne und in natürlichen Umgebungen kann eine belebende und inspirierende Wirkung haben und Ihre Verbindung zu Ihrem Ikigai stärken.

Gleichgewicht zwischen Aktivität und Erholung

Finden Sie bei Ihrem Streben nach Ikigai ein gesundes Gleichgewicht zwischen Aktivität und Ruhe. Hören Sie auf Ihren Körper und gönnen Sie sich bei Bedarf Pausen, um Erschöpfung zu vermeiden und eine optimale Gesundheit zu erhalten.

Wenn Sie auf Ihre körperliche Gesundheit achten, schaffen Sie ein solides Fundament, um Ihr Ikigai zu erforschen und zu leben. Eine gute Gesundheit ist nicht nur ein Schlüssel zu einem langen Leben, sondern auch zu einem Leben voller Leidenschaft, Zufriedenheit und sinnvoller Beiträge.

5.2 Mentale Gesundheit und Ikigai

Die geistige Gesundheit ist bei der Suche nach Ihrem Ikigai ebenso entscheidend wie die körperliche Gesundheit. Eine gute geistige Gesundheit ermöglicht es Ihnen, das Leben mit einer positiven Perspektive anzugehen, Herausforderungen mit Widerstandsfähigkeit zu begegnen und Ihre Daseinsberechtigung voll und ganz zu umarmen. Hier sind einige Strategien, um Ihre geistige Gesundheit auf dem Weg zum Ikigai zu nähren:

Achtsamkeitspraxis

Bauen Sie Achtsamkeitspraktiken in Ihre tägliche Routine ein, um Ihr Bewusstsein für den gegenwärtigen Moment zu verbessern und Stress abzubauen. Meditation, bewusstes Atmen oder auch Spaziergänge in der Natur können Ihnen helfen, sich zu zentrieren und Ihren Geist zu klären.

Pflegen Sie positive Beziehungen.

Umgeben Sie sich mit Menschen, die Ihre Werte teilen und Sie in Ihrem Streben nach Ikigai unterstützen. Positive Beziehungen sind ein Grundpfeiler der psychischen Gesundheit und bieten Unterstützung, Inspiration und ein Gefühl der Zugehörigkeit.

Kontinuierliches Lernen

Setzen Sie das Lernen und die persönliche Entwicklung fort, um Ihren Geist engagiert und offen zu halten. Das Erlernen neuer Fähigkeiten, das Entdecken neuer Interessen oder das Vertiefen Ihres Wissens in Bereichen, die Sie begeistern, kann Ihr Leben bereichern und Ihr Ikigai stärken.

Umgang mit Stress und Ängsten

Entwickeln Sie wirksame Techniken, um mit Stress und Angst umzugehen, wie z. B. Journaling, Kunsttherapie oder körperliche Übungen. Das Erkennen von Stressanzeichen und das Ergreifen proaktiver Maßnahmen sind entscheidend für die Aufrechterhaltung einer guten psychischen Gesundheit.

Wertschätzung von kleinen Freuden

Lernen Sie, die kleinen Freuden des Alltags zu schätzen. Ob Sie nun eine gute Tasse Kaffee genießen, ein spannendes Buch lesen oder die Natur beobachten - diese Momente der Freude tragen zu einem umfassenden Wohlgefühl bei.

Gleichgewicht zwischen Beruf und Privatleben

Streichen Sie für ein gesundes Gleichgewicht zwischen Arbeit und Freizeit. Achten Sie darauf, dass Sie Zeit für nicht arbeitsbezogene Aktivitäten aufwenden, die Sie nähren und entspannen, sodass Ihr Geist zur Ruhe kommen und sich regenerieren kann.

Selbstakzeptanz

Arbeiten Sie an Ihrer Selbstakzeptanz und Ihrem inneren Wohlwollen. Wenn Sie Ihre Stärken erkennen und Ihre Schwächen ohne Verurteilung akzeptieren, kann dies Ihr Selbstwertgefühl und Ihre Resilienz gegenüber Herausforderungen steigern.

Suche nach beruflicher Unterstützung

Scheuen Sie sich nicht, professionelle Hilfe im Bereich der psychischen Gesundheit zu suchen, wenn Sie das Bedürfnis danach verspüren. Ob Sie sich durch schwierige Zeiten navigieren oder an bestimmten Aspekten Ihres psychischen Wohlbefindens arbeiten, professionelle Unterstützung kann äußerst vorteilhaft sein.

Wenn Sie sich um Ihre psychische Gesundheit kümmern, rüsten Sie sich besser aus, um Ihr Ikigai zu erforschen und zu leben und dem Leben mit Optimismus, Kreativität und gestärkter Resilienz zu begegnen.

5.3 Beziehungen und Gemeinschaft

Die Bedeutung von Beziehungen und der Gemeinschaft bei der Suche nach dem Ikigai kann nicht hoch genug eingeschätzt werden. Menschliche Interaktionen und das Gefühl, Teil einer Gemeinschaft zu sein, können unser Leben bereichern, uns Unterstützung und Inspiration bieten und eine entscheidende Rolle für unser allgemeines Wohlbefinden spielen. Hier erfahren Sie, wie Sie auf Ihrem Weg zum Ikigai sinnvolle Beziehungen und ein Gemeinschaftsgefühl kultivieren können:

Pflegen Sie authentische Beziehungen

Suchen und pflegen Sie Beziehungen, die auf Authentizität, gegenseitigem Respekt und Verständnis beruhen. Tiefe Freundschaften und Familienbande bieten wertvolle emotionale Unterstützung und stärken Ihre Resilienz gegenüber den Herausforderungen des Lebens.

Engagement in der Gemeinschaft

Engagieren Sie sich aktiv in Ihrer örtlichen Gemeinde oder in gleichgesinnten Gruppen. Ob durch Freiwilligenarbeit, die Mitgliedschaft in Clubs oder Organisationen oder einfach durch die Teilnahme an lokalen Veranstaltungen - das Engagement in der Gemeinschaft stärkt Ihr Zugehörigkeitsgefühl und bereichert Ihre Lebenserfahrung.

Offene und ehrliche Kommunikation

Praktizieren Sie in Ihren Beziehungen eine offene und ehrliche Kommunikation. Wenn Sie Ihre Gedanken und Gefühle auf konstruktive Weise ausdrücken, kann dies dazu beitragen, Beziehungen zu vertiefen und Missverständnisse zu vermeiden.

Gegenseitige Unterstützung

Seien Sie für andere eine tragende Säule, genauso wie Sie selbst Unterstützung suchen. Der Austausch von Hilfe und Ratschlägen kann ein Netzwerk der emotionalen Sicherheit schaffen, in dem sich jeder wertgeschätzt und verstanden fühlt.

Gesunde Grenzen setzen

Lernen Sie, in Ihren Beziehungen gesunde Grenzen zu setzen und zu wahren. Die eigenen Bedürfnisse und die der anderen zu erkennen und zu respektieren ist grundlegend für ausgeglichene und befriedigende Beziehungen.

Neue Begegnungen erkunden

Seien Sie offen dafür, neue Bekanntschaften zu machen und Ihren sozialen Kreis zu erweitern. Neue Menschen können frische und anregende Perspektiven mit sich bringen und so Ihren Weg zum Ikigai bereichern.

Teilen Sie Ihre Leidenschaften und Interessen.

Teilen Sie Ihre Leidenschaften und Interessen mit den Menschen in Ihrem Umfeld. Menschen zu finden, die Ihre Leidenschaften teilen, kann Ihre Motivation stärken und Ihnen neue Möglichkeiten zur Erkundung und zum Wachstum eröffnen.

Dankbarkeit und Anerkennung

Bringen Sie regelmäßig Ihre Dankbarkeit gegenüber den Menschen in Ihrer Umgebung zum Ausdruck. Die Anerkennung der kleinen und großen Beiträge, die andere zu Ihrem Leben leisten, kann Beziehungen stärken und ein positives Umfeld kultivieren.

Beziehungen und Gemeinschaft sind die Säulen unseres Wohlbefindens und spielen eine entscheidende Rolle bei der Verwirklichung unseres Ikigai. Indem wir sinnvolle Beziehungen pflegen und uns aktiv in unserer Gemeinschaft engagieren, bereichern wir unsere Lebensreise und finden Unterstützung, Inspiration und ein tiefes Gefühl der Zugehörigkeit.

KAPITEL 6

INSPIRIERENDE BEISPIELE FÜR IKIGAI

ભ|ભ ભ|ભ ભ|ભ

6.1 Erlebte Geschichten

In diesem Kapitel tauchen wir mithilfe von Lebensgeschichten, die das Streben nach Ikigai in seiner ganzen Vielfalt und Tiefe veranschaulichen, in das Herz menschlicher Erfahrungen ein. Diese Geschichten bieten inspirierende Einblicke in die Art und Weise, wie verschiedene Menschen ihr Ikigai entdeckt und in ihr Leben integriert haben, Herausforderungen überwunden und Triumphe gefeiert haben. Hier ist ein Überblick über das, was Sie finden werden :

Elenas Reise

Elena, eine bekannte Architektin, teilt ihre Reise, auf der sie ihre Leidenschaft für die Malerei wiederentdeckt. Nachdem sie jahrelang eine anspruchsvolle Karriere verfolgt hat, verbindet sie sich wieder mit ihrer Liebe zur Kunst, die sie auf einen neuen, erfüllenden Lebensweg führt und beweist, dass es nie zu spät ist, ihr Leben wieder mit ihrem Ikigai auszurichten.

Die Transformation von Maxime

Maxime erzählt, wie er nach einem verheerenden persönlichen Verlust einen tieferen Sinn in der humanitären Arbeit gefunden hat. Seine Geschichte beleuchtet die Fähigkeit des Ikigai, durch die Trauer zu führen und dem Leben wieder eine Richtung und einen Zweck zu geben, indem es das Leid in eine Inspiration verwandelt, um anderen zu helfen.

Die Wahl von Sofia

Sofia, eine Software-Ingenieurin, erklärt ihre mutige Entscheidung, die Welt der Technologie zu verlassen und einen Bio-Bauernhof zu gründen. Ihr Übergang veranschaulicht die Suche nach einem Gleichgewicht zwischen Leidenschaft, Bedürfnissen der Welt und persönlichem Wohlbefinden und verkörpert die Essenz, in Harmonie mit ihrem Ikigai zu leben.

Davids Offenbarung

David teilt sein Abenteuer, die Sicherheit eines gut bezahlten Jobs zu verlassen, um seiner Leidenschaft für das Unterrichten von Yoga nachzugehen. Sein Bericht ist ein starkes Zeugnis dafür, wie wichtig es ist, seiner Leidenschaft zu folgen, auch wenn man mit Ungewissheit konfrontiert ist, und wie tief die Freude ist, die man bei der Verwirklichung seines Ikigai findet.

Leilas Engagement

Die Umweltaktivistin Leila beschreibt, wie ihre Leidenschaft für den Umweltschutz zum Mittelpunkt ihres beruflichen und persönlichen Lebens geworden ist. Ihre Entschlossenheit, etwas zu bewirken, zeigt, wie Ikigai aus einem tiefen Engagement für eine Sache, die größer ist als man selbst, hervorgehen kann.

Diese und andere Geschichten dienen als Inspirations- und Reflexionsquellen und zeigen, dass der Weg zur Entdeckung und Verwirklichung des Ikigai so einzigartig ist wie jeder Einzelne. Sie unterstreichen die Schönheit und Komplexität, sein persönliches Gleichgewicht zwischen Leidenschaft, Mission, Berufung und Beruf zu finden, und laden jeden Leser dazu ein, seine eigene Suche nach Ikigai zu erforschen.

6.2 Gezogene Lektionen

Persönliche Geschichten über die Suche nach dem Ikigai bieten nicht nur Inspiration, sondern auch wertvolle Lektionen darüber, wie man mit einem Gefühl von Ziel und Zufriedenheit durch das Leben navigieren kann. Aus den Geschichten derer, die ihr Ikigai gesucht und gefunden haben, kristallisieren sich mehrere gemeinsame Themen heraus, die Orientierung und Denkanstöße für diejenigen bieten, die sich auf ihrem eigenen Weg befinden. Hier sind einige der Lehren, die aus diesen erlebten Geschichten gezogen wurden:

Die Bedeutung der Selbstbeobachtung

Eine immer wiederkehrende Lektion ist die entscheidende Bedeutung der Introspektion bei der Entdeckung des eigenen Ikigai. Sich Zeit und Raum zu geben, um über seine Leidenschaften, Talente und das, was einem wirkliche Befriedigung verschafft, nachzudenken, ist der erste Schritt zum Verständnis des eigenen Lebenszwecks.

Der Wert der Anpassungsfähigkeit

Die Geschichten betonen auch, wie wichtig es ist, anpassungsfähig und offen für Veränderungen zu bleiben. Lebenswege verlaufen nicht linear und die Umarmung der persönlichen Entwicklung kann zu unerwarteten Entdeckungen über das eigene Ikigai führen.

Das Gleichgewicht zwischen Leidenschaft und Pragmatismus

Eine weitere wichtige Lektion ist es, ein Gleichgewicht zwischen dem Verfolgen von Leidenschaften und der Verankerung in der pragmatischen Realität zu finden. Dies bedeutet oft, kreative Wege zu finden, um persönliche Interessen mit praktikablen Möglichkeiten in Einklang zu bringen, die auch den Bedürfnissen der Welt entsprechen.

Der Mut, schwierige Entscheidungen zu treffen.

Die geteilten Lebensläufe veranschaulichen den Mut, den es braucht, um schwierige Entscheidungen zugunsten seines Ikigai zu treffen, auch angesichts von Unsicherheit, Angst oder sozialem Druck. Oft ist es der mutige Akt, seinem Herzen zu folgen, in dem das Leben beginnt, sich auf bedeutsamere Weise auszurichten.

Stärke in der Verletzlichkeit

Die Verletzlichkeit als Teil der Reise zum Ikigai zu akzeptieren, ist eine kraftvolle Lektion. Die eigenen Grenzen zu erkennen, bei Bedarf um Hilfe zu bitten und aus Misserfolgen zu lernen, sind entscheidend, um authentisch und belastbar voranzukommen.

Freude durch Teilen und Beitragen

Eine universelle Lektion aus den Geschichten ist schließlich die tiefe Freude und der Sinn, der im Teilen der eigenen Leidenschaften und im Beitrag zu etwas Größerem als einem selbst gefunden wird. Das Ikigai findet sich oft nicht im individuellen Streben nach Glück, sondern im Engagement für das Wohlergehen anderer und der Gemeinschaft als Ganzes.

Diese Lektionen aus den erlebten Geschichten bieten Einblicke in die Komplexität und den Reichtum der Suche nach dem Ikigai. Sie erinnern daran, dass der Weg zwar mit Hindernissen und Ungewissheit gepflastert sein kann, das Streben nach dem eigenen Lebenszweck jedoch eine der lohnendsten Quests im Leben ist.

SCHLUSSFOLGERUNG

SEIN IKIGAI ZUM LEUCHTEN BRINGEN

ᐁᐧᐁᐧᐁᐧ

Im Abschluss unserer Entdeckungsreise zum Ikigai denken wir darüber nach, wie jeder sein Ikigai nicht nur finden, sondern auch in die Welt hinaustragen kann. Das Ikigai mit seinen Dimensionen Leidenschaft, Mission, Berufung und Beruf bietet einen Rahmen, um ein sinnvolles, zufriedenes und harmonisches Leben zu führen. Hier erfahren Sie, wie Sie Ihr Ikigai nicht nur umarmen, sondern es auch teilen und im Alltag verkörpern können:

Verkörpern Sie Ihr Ikigai

Ihr Ikigai vollständig zu leben bedeutet, es in all Ihren Handlungen und Entscheidungen zu verkörpern. Ob es sich um Ihre Karriere, Ihre Hobbys oder Ihre Interaktionen mit anderen handelt, lassen Sie Ihre Entscheidungen von Ihrem Daseinszweck leiten und inspirieren Sie die Menschen in Ihrer Umgebung durch Ihr Beispiel.

Teilen Sie Ihre Leidenschaft mit anderen.

Behalten Sie Ihr Ikigai nicht für sich. Teilen Sie Ihre Leidenschaft und Ihre Entdeckungen mit Ihrer Familie, Ihren Freunden und Ihrer Gemeinschaft. Indem Sie darüber sprechen, was Sie antreibt, können Sie andere dazu inspirieren, ihre eigene Sinnsuche zu beginnen.

Leisten Sie einen Beitrag zum Gemeinwohl.

Ikigai kommt am besten zum Ausdruck, wenn wir es nutzen, um zum Wohlergehen anderer und der Gesellschaft als Ganzes beizutragen.

Suchen Sie nach Möglichkeiten, Ihre Talente und Leidenschaften einzusetzen, um einen positiven Unterschied in der Welt zu machen.

Bleiben Sie offen und neugierig.

Der Weg zum Ikigai ist eine kontinuierliche Reise. Bleiben Sie offen für Lernen, Erfahrung und persönliches Wachstum. Ihr Ikigai kann sich mit der Zeit weiterentwickeln und Veränderungen in Ihren Leidenschaften, Fähigkeiten und den Bedürfnissen der Welt widerspiegeln.

Kultivieren Sie Dankbarkeit

Üben Sie sich in Dankbarkeit für Ihr Ikigai und für die Möglichkeiten, die das Leben Ihnen bietet, es zu verfolgen. Die kleinen Dinge, die Ihrem Alltag Bedeutung verleihen, zu erkennen und zu schätzen, bereichert Ihre Lebenserfahrung.

Bauen Sie eine Ikigai-Gemeinschaft auf.

Umgeben Sie sich mit Menschen, die eine ähnliche

Suche nach Sinn und Zweck teilen. Die Gründung oder der Beitritt zu einer Ikigai-Gemeinschaft kann Unterstützung, Inspiration und wertvolle Möglichkeiten zur Zusammenarbeit bieten.

Reflektieren und passen Sie regelmäßig an

Nehmen Sie sich die Zeit, regelmäßig über Ihren Weg nachzudenken und Ihren Kurs entsprechend Ihren Entdeckungen und Erfahrungen anzupassen. Das Leben ist veränderlich und Ihr Ikigai muss möglicherweise neu angepasst werden, um mit dem, wer Sie sind und was Sie in die Welt bringen möchten, in Einklang zu bleiben.

Indem Sie Ihr Ikigai zum Strahlen bringen, bereichern Sie nicht nur Ihr eigenes Leben, sondern auch das Leben anderer. In diesem äußeren Ausdruck unseres Daseinszwecks finden wir die größte Befriedigung und tragen auf sinnvolle und nachhaltige Weise zum Gefüge der Gesellschaft bei. Möge Ihr Ikigai zu einer Quelle der Inspiration werden, zu einem Leuchtfeuer der Möglichkeiten für Sie und die Welt um Sie herum.

ANHÄNGE

RESSOURCEN PUR VERTIEFUNG SEINES IKIGAI

D ie Anhänge dieses Ikigai-Leitfadens enthalten eine Reihe von Ressourcen, die Sie dabei unterstützen sollen, Ihre persönliche Suche nach Ikigai zu vertiefen. Diese Ressourcen wurden sorgfältig ausgewählt, um Ihr Verständnis und Ihre Praxis des Ikigai zu bereichern und Ihnen dabei zu helfen, Ihren Daseinszweck weiter zu erforschen und diese Prinzipien in Ihr tägliches Leben zu integrieren.

Dokumentarfilme und Vorträge

"Auf der Suche nach dem Ikigai": Ein Dokumentarfilm, der die Reise mehrerer Menschen auf der ganzen Welt auf ihrer Suche nach Sinn und Erfüllung begleitet.

TED Talks über Ikigai: Inspirierende Vorträge von Ikigai-Denkern und -Praktikern, die ihre Einsichten und persönlichen Erfahrungen mitteilen.

Workshops und Online-Kurse

"Finde dein Ikigai": Ein Online-Kurs mit interaktiven Modulen, die Sie durch die Schritte zur Entdeckung Ihres Ikigai führen.

Lokale Ikigai-Workshops: Suchen Sie nach Workshops und Seminaren in Ihrer Nähe, um Ihr Ikigai in einer Gruppe zu erforschen und dabei von der Unterstützung und Inspiration einer Gemeinschaft zu profitieren.

Anwendungen und Tools

"**Ikigai Journal**: Eine Tagebuchanwendung, die Ihnen dabei helfen soll, über Ihre Leidenschaften, Talente und Bestrebungen nachzudenken und Ihre Fortschritte auf dem Weg zu Ihrem Ikigai zu verfolgen.

"**Achtsamkeit und Ikigai**: Anwendungen, die geführte Meditationen und Achtsamkeitsübungen anbieten, um Gelassenheit und Klarheit in Ihrem Streben nach Ikigai zu kultivieren.

Online-Gemeinschaften

Ikigai-Foren und -Gruppen: Treten Sie Online-Gemeinschaften bei, in denen Menschen ihre Ikigai-Erfahrungen austauschen, Fragen stellen und Unterstützung anbieten. Diese Bereiche finden Sie auf Plattformen wie Reddit, Facebook oder in speziellen Foren.

Tagebücher und Tools zur Selbstreflexion

Ikigai-Arbeitshefte: Arbeitshefte und Tagebücher mit Prompts und Übungen, die Ihnen helfen, tiefer in Ihre Ikigai-Forschung einzutauchen, sind im Buchhandel oder online erhältlich.

Diese Ressourcen bieten einen reichhaltigen und vielfältigen Ausgangspunkt für diejenigen, die ihr Verständnis von Ikigai vertiefen und seine Prinzipien in ihr Leben integrieren möchten. Indem Sie diese Werkzeuge erforschen, befähigen Sie sich selbst dazu, ein reicheres, ausgerichteteres und absichtsvolleres Leben zu führen, das Ihrem einzigartigen Ikigai treu bleibt.

Arbeitsblatt 1

Entdecken Sie Ihre Leidenschaft und Ihren Beruf

WAS ICH LIEBE

Nennen Sie fünf Tätigkeiten oder Dinge, die Sie gerne tun

a)

b)

c)

d)

e)

WAS ICH GUT KANN

Nennen Sie fünf Fähigkeiten oder Talente, die Sie besitzen

a)

b)

c)

d)

e)

Überlegen Sie, wie das, was Sie lieben, mit dem übereinstimmt, was Sie gut können.
Beschreiben Sie einen Beruf oder eine Tätigkeit, bei der sich diese Bereiche überschneiden.

Arbeitsblatt 2

Mission und Berufung in Einklang bringen

WAS DIE WELT BRAUCHT

Schreiben Sie fünf Bedürfnisse in der Welt auf, die Sie ansprechen

a)

b)

c)

d)

e)

WOFÜR SIE BEZAHLT WERDEN KÖNNEN

Nennen Sie fünf Jobs oder Aufgaben, für die man Sie bezahlen könnte

a)

b)

c)

d)

e)

Überlegen Sie, was die Welt braucht und wofür Sie bezahlt werden können, um zusammenzukommen.
Beschreiben Sie eine Rolle oder Initiative, die diese Konvergenz verkörpert.

____

____

____

____

____

Arbeitsblatt 3

Ikigai-Reflexion

MEIN IKIGAI

Versuchen Sie unter Berücksichtigung Ihrer obigen Antworten, Ihr Ikigai zu formulieren.
Was liegt an der Schnittstelle zwischen dem, was Sie lieben, was Sie gut können, was die Welt braucht und wofür Sie bezahlt werden können?

SCHRITTE AUF DEM WEG ZU MEINEM IKIGAI

Skizzieren Sie drei kleine Schritte, um Ihrem Ikigai näher zu kommen

a)

b)

c)

Nennen Sie drei mögliche Hindernisse bei der Verfolgung Ihres Ikigai und wie Sie diese überwinden könnten

a) _________________ | Lösung: _________________

b) _________________ | Lösung: _________________

c) _________________ | Lösung: _________________

Arbeitsblatt 4

Tägliche Handlungen im Einklang Mit Ikigai

TÄGLICHE AKTIVITÄTEN, DIE ICH LIEBE

Listen Sie drei tägliche Aktivitäten auf, die Ihnen Freude bereiten und die mit dem übereinstimmen, was Sie lieben

a)

b)

c)

FÄHIGKEITEN, DIE ICH TÄGLICH NUTZE

Nennen Sie drei Fähigkeiten oder Talente, die Sie regelmäßig nutzen und die Ihnen Spaß machen

a)

b)

c)

isten Sie drei tägliche Aktivitäten auf, die Ihnen Freude bereiten und die mit dem übereinstimmen, was Sie lieben

a) ____

b) ____

c) ____

Überlegen Sie, wie Sie mit dem, was Sie täglich tun, Geld verdienen können

a) ____

b) ____

c) ____

Arbeitsblatt 5

Langfristige Ikigai-Ziele

Beschreiben Sie ein Projekt oder Ziel, das vereint, was Sie lieben, worin Sie gut sind und wofür Sie sich in den nächsten fünf Jahren einsetzen können

____

____

____

____

Wählen Sie ein langfristiges Bedürfnis oder Problem in der Welt, das Sie mit Leidenschaft angehen möchten

____

____

____

____

Überlegen Sie sich eine Einkommensquelle, die mit Ihrem Ikigai zusammenhängt und die Sie in den nächsten zehn Jahren erhalten und ausbauen können

Arbeitsblatt 6

Reflektieren Sie über Meine Ikigai-Reise

IKIGAI-ENTWICKLUNG

Überlegen Sie, wie sich Ihr Verständnis von Ihrem Ikigai seit Beginn dieser Erkundung verändert oder weiterentwickelt hat

____

____

____

____

ÜBERWUNDENE HINDERNISSE

Beschreiben Sie ein Hindernis, auf das Sie auf Ihrer Ikigai-Reise gestoßen sind, und wie Sie es überwunden haben

____

____

____

____

Nennen Sie den nächsten großen Schritt, den Sie planen, um Ihr Ikigai vollständiger zu leben

____

____

____

____

____

Arbeitsblatt 7

Gemeinschaft und Ikigai

UNTERSTÜTZENDE MITGLIEDER DER GEMEINSCHAFT

Nennen Sie drei Personen, die Sie auf Ihrem Weg zu Ihrem Ikigai unterstützen oder fördern

a) ____

b) ____

c) ____

BEDÜRFNISSE DER GEMEINSCHAFT, DIE ICH ANSPRECHEN KANN

Ermitteln Sie, wie Ihr Ikigai mit einem Bedürfnis in Ihrer Gemeinschaft oder einer Gemeinschaft, der Sie angehören, übereinstimmt

____

____

____

____

____

MEINE IKIGAI-GEMEINSCHAFT AUFBAUEN

Skizzieren Sie Schritte zur Entwicklung oder Stärkung einer Gemeinschaft rund um Ihr Ikigai

____

____

____

____

____

NÄCHSTE SCHRITTE AUF MEINER IKIGAI-REISE

Nennen Sie den nächsten großen Schritt, den Sie planen, um Ihr Ikigai vollständiger zu leben

____

____

____

____

____

DANKSAGUNGEN

In diesem abschließenden Abschnitt der Danksagung nehmen wir uns einen Moment Zeit, um all jenen unseren Dank auszusprechen, die zur Entstehung dieses Ikigai-Buches beigetragen haben, sowie jenen, die ihre persönliche Reise und ihre Einsichten geteilt und damit den Inhalt dieses Buches bereichert haben.

An die Ikigai-Gemeinschaft

Ein herzliches Dankeschön an die große und vielfältige Ikigai-Gemeinschaft, zu der Forscher, Praktiker und leidenschaftliche Einzelpersonen aus der ganzen Welt gehören. Ihr Austausch, Ihre Forschung und Ihre Diskussionen waren eine unschätzbare Quelle der Inspiration und haben wesentlich dazu beigetragen, das tiefe Verständnis von Ikigai, das auf diesen Seiten dargestellt wird, zu formen.

An die Geteilten Geschichten

Wir drücken unsere Dankbarkeit gegenüber denjenigen aus, die ihr Herz geöffnet haben, um ihre persönlichen Geschichten über die Suche nach Ikigai zu teilen. Ihr Mut und ihre Verletzlichkeit haben dazu beigetragen, das Ikigai durch konkrete und inspirierende Beispiele zum Leben zu erwecken und unseren Lesern Ermutigung und Motivation zu bieten.

An die Experten und Mitarbeiter

Ein besonderer Dank gilt den vielen Ikigai-Experten, Coaches und Mentoren, die ihre Zeit, ihr Fachwissen und ihren Rat während der Erstellung dieses Buches großzügig zur Verfügung gestellt haben. Ihre Weisheit und Hingabe zur Förderung des Ikigai werden zutiefst geschätzt.

An das Redaktionsteam

Unser aufrichtiger Dank gilt auch dem Redaktionsteam, einschließlich der Herausgeber, Lektoren und Designer, deren harte Arbeit und Kreativität ein rohes Manuskript in ein fertiges, schönes und zugängliches Buch verwandelt haben.

An unsere Familien und Freunde

Eine tiefe Dankbarkeit an unsere Familien und Freunde für ihre bedingungslose Unterstützung, ihre Geduld und ihre Ermutigung während dieses Projekts. Euer Glaube an unsere Arbeit und eure emotionale Unterstützung waren eine ständige Quelle der Kraft und Inspiration.

An die Leserinnen und Leser

Last but not least: Ein großes Dankeschön an Sie, die Leser, für Ihre Neugier und Ihr Engagement, das Ikigai zu erforschen. Dieses Buch wurde in der Hoffnung geschrieben, Sie zu einem reicheren und erfüllteren Leben zu führen, und Ihre

Empfänglichkeit für diese Ideen ist das größte Geschenk für uns alle.

Dieses Buch ist das Ergebnis einer gemeinsamen Anstrengung, genährt von der Leidenschaft und dem Engagement jedes Einzelnen, das Ikigai zu verstehen und danach zu leben. Indem wir diesen Dank teilen, feiern wir die Schönheit der Zusammenarbeit und der Gemeinschaft bei der Suche nach Sinn und Zufriedenheit im Leben.

"Finde heraus, was du gerne tust, und du wirst keinen einzigen Tag deines Lebens arbeiten müssen." Konfuzius